OBSERVATIONS PRATIQUES

SUR LA

DÉVIATION DE LA TAILLE,

La Déformation des Membres,

ET

L'EMPLOI D'UN TRAITEMENT SIMPLE ET NATUREL POUR LA GUÉRISON
DES MALADIES LYMPHATIQUES.

PAR LE DOCTEUR COMET,

Chevalier de la Légion-d'Honneur, Professeur d'Anatomie
physiologique, membre de l'ancienne Société royale Académique des Sciences de Paris.

Paris,

CHEZ L'AUTEUR, RUE DES PETITS-PÈRES, 3.

—

IMPRIMERIE D'ÉD. PROUX, RUE NEUVE-DES-BONS-ENFANS, 3.

OBSERVATIONS PRATIQUES

SUR LA

DÉVIATION DE LA TAILLE,

La Déformation des Membres,

ET

L'EMPLOI D'UN TRAITEMENT SIMPLE ET NATUREL POUR LA GUÉRISON
DES MALADIES LYMPHATIQUES.

PAR LE DOCTEUR COMET,

Chevalier de la Légion-d'Honneur, Professeur d'Anatomie physiologique, membre de l'ancienne Société royale Académique des Sciences de Paris.

Paris,

CHEZ L'AUTEUR, RUE DES PETITS-PÈRES, 3.
1841

Imprimerie d'Edouard Proux et Cᵉ, rue Neuve-des-Bons-Enfans, 3.

AVANT-PROPOS.

Dans un autre ouvrage (1) nous avons déjà relaté les succès inespérés obtenus par l'emploi d'une *médication externe* pour la guérison des affections lymphatiques qui déterminent le ramollissement de la substance des os, et par suite la déformation des membres, les courbures ou déviations de la colonne vertébrale. Cependant, malgré leur importance, nos observations pratiques ont presque passé inaperçues, parce que le Traité où elles étaient consignées, n'étant pas spécial sur le sujet, il était seulement recherché par des personnes atteintes de maladies étrangères aux affections des os. Quant aux praticiens, ils donnent généralement peu d'attention aux publica-

(1) *Méthode curative externe des douleurs rhumatismales, goutteuses, nerveuses ; des maladies de la circulation lymphatique et des viscéralgies.* 1 Vol. in-8°, 7ᵉ édition.

1

tions nouvelles, et d'ailleurs un bien petit nombre tiennent compte de l'expérience d'un confrère vivant. Ce n'est qu'aux œuvres posthumes qu'on sait, dans l'art de guérir, rendre une impartiale justice.

Néanmoins, nous avons eu personnellement un assez grand nombre d'occasions de mettre en pratique les moyens qui constituent le traitement particulier que nous préconisons, pour remédier au ramollissement et à la courbure des os qui en est la conséquence. Les résultats ont été tels depuis plusieurs années que nous aurions cru manquer à un devoir d'humanité en négligeant de fixer sur eux, d'une manière expresse, l'attention des médecins et des malades. C'est pourquoi nous avons réuni et publié séparément les principaux documens que nous possédions, afin de prouver l'heureuse influence d'un traitement simple et naturel, facile à mettre en usage, peu dispendieux, d'une inocuité parfaite, et dont la puissante efficacité est constatée par des succès dont le temps a sanctionné la réalité.

Mais comme il s'agissait de difformités

dont, pour la plupart, des jeunes filles étaient atteintes, il ne nous a pas été permis de publier tous les cas de guérison que nous avons obtenus. Dans cette circonstance, nous nous sommes restreint à rapporter quelques faits des plus concluans, qui nous ont paru propres à justifier la préférence que nous accordons à notre Méthode curative, sur toutes celles mises en usage jusqu'à présent, et nous dirons au praticien : *Ab uno disce omnes.*

OBSERVATIONS PRATIQUES
SUR LA DEVIATION DE LA TAILLE

ET

LA DÉFORMATION DES MEMBRES.

On attribue, avec raison, le ramollissement des
os, ainsi que la déformation des membres et la
courbure ou flexion contre nature de la colonne
vertébrale, à un vice lymphatique constitutionnel.
Cette cause organique est, il est vrai, le plus souvent principale, mais sous le rapport des courbures
et des déviations elle n'est jamais unique; il en
existe une autre dont l'action, toute physique et in-
cessante, imprime la direction vicieuse aux membres comme à la colonne vertébrale; je veux parler
du poids des organes dont les os sont les appuis, et
de la contraction des muscles qui s'attachent aux
diverses parties de la charpente humaine.

Mon intention n'est pas de disserter sur les causes et la nature des déviations et déformations de la
colonne vertébrale et des os, ce ne serait pas ici le
lieu; je tiens seulement à justifier, par le raisonne-
ment, une méthode curative de ces affections qui

satisfait à toutes les conditions recherchées, sans avoir les inconvéniens des procédés orthopédiques, mal à propos vantés comme omnipotens, tandis qu'ils ne peuvent être employés que dans des cas tout à fait spéciaux et seulement comme agens auxiliaires.

La diathèse lymphatique et scrofuleuse doit être considérée comme une prédisposition particulière aux déviations de la taille et à la déformation des membres, connues sous la dénomination générique de *rachitisme, nouures, ostéo-malaxie, tumeurs blanches*; mais la plupart des inclinaisons vicieuses de la colonne épinière et des membres, sont alors déterminées par le tiraillement des organes fixés à cet axe du corps, et surtout par l'inégale répartition de la contractilité dans les muscles destinés à mouvoir les membres sur le tronc et le tronc sur lui-même.

Si les fibres musculaires d'un côté sont dans un état de laxité plus grande que celles du côté opposé, la colonne vertébrale, par exemple, sera entraînée par les muscles les plus forts dans la direction opposée aux muscles qui manquent de vitalité, d'où la déviation de la taille.

C'est pour contre-balancer à ce défaut d'équilibre dans la contractilité musculaire, qui n'a pas échappé à l'observation des praticiens, que l'on a conseillé, pour remédier aux déviations commençantes de la colonne vertébrale, l'emploi de la *gymnastique;* mais ce moyen, adopté et préconisé avec un enthousiasme irréfléchi , ne pouvait avoir aucune action utile, au contraire.

La gymnastique n'a pour objet que de favoriser l'action des organes de la locomotion , d'en rendre l'usage plus précis, plus prompt, plus adroit ; mais elle ne développe leur force naturelle qu'à un très faible degré et alors seulement qu'ils se trouvent dans un état de santé parfaite, enfin dans toutes les conditions favorables à leur exercice. La gymnastique est très préjudiciable lorsqu'on l'impose à des organes essentiellement débiles ou qui ne reçoivent pas les élémens de réparation nécessaires à l'accroissement des forces qu'on cherche à y appeler. Et lors même que les muscles ne seraient pas dans des circonstances contraires à leur exercice, il faudrait encore que la gymnastique fût seulement appliquée aux muscles faibles ; car si les moyens propres à favoriser l'accroissement de la contractilité ont une action égale sur les muscles forts et sur les muscles faibles , ces organes se trouveront toujours dans le même rapport et l'on ne remédiera aucunement à la cause déterminante de la déviation.

Quand il convient d'agir sur les membres , certes on peut exercer le plus faible en condamnant le plus fort au repos ; mais au *torse*, il n'y a pas moyen de se conduire ainsi ; bien que les muscles y soient doubles ou symétriques, on ne peut les faire mouvoir séparément. En général ils sont destinés à fonctionner de concert, et par la gymnastique on ne peut arriver à un résultat satisfaisant, cela est évident.

On a proposé l'action simultanée de la gymnastique et des machines orthopédiques; mais presque dans tous les cas, l'emploi des moyens mécaniques les mieux combinés entraîne à sa suite des inconvéniens fort graves, car ces machines torturent les organes et paralysent les forces vitales; aussi ne peuvent-ils être appliqués que dans quelques cas exceptionnels comme agens auxiliaires, et non comme curatifs. Une plante fanée ne sera jamais redressée parce que le jardinier aura fixé sa tige autour d'une perche en négligeant de rétablir, par la culture et les soins convenables, la circulation et la vie dans les organes du végétal. Il en est de même pour le redressement des os du corps humain; les machines seules sont toujours impuissantes et souvent meurtrières; et comme il arrive encore qu'un arbrisseau flétri par la sécheresse, la trop grande humidité ou la privation de la lumière, relève majestueusement sa tête sans autre secours qu'un arrosement opportun, ou son exposition au grand air ou aux rayons solaires; de même, sans l'intervention des moyens mécaniques, on parvient le plus souvent, par une médication bien entendue, à redonner aux organes souffrans l'aliment de réparation nécessaire à leur développement et à leur consolidation.

De ces courtes observations il faut tirer tout de suite cette conséquence qui résume toute notre théorie; c'est que l'on ne peut obtenir une modification favorable de la contractilité du tissu des muscles, que par une action directe sur ces organes et qu'il faut en même temps modifier la constitution organique générale viciée, en donnant aux humeurs des qualités dont elles sont privées, dans tous les cas où l'on voudra traiter rationnellement et avec toutes les chances de succès possibles, les déviations de la taille comme toutes les courbures des os.

Je démontrerai que la vaporisation, les frictions et massages balsamiques, qui constituent la médication principale que je préconise, remplissent toutes les conditions requises pour combattre les déviations et déformations de la colonne vertébrale et des membres : 1° en neutralisant la cause organique (la diathèse lymphatique); 2° en écartant la cause physique (la contractilité inégale des muscles), sans aucun secours mécanique; 3° enfin en favorisant les efforts salutaires de la nature (l'action vitale), si puissans pendant la période de croissance des corps organisés vivans.

TRAITEMENT SPÉCIAL EXTERNE.

Il faut que la partie malade soit d'abord recouverte d'un morceau de *flanelle préparée*, convenablement disposé et fixé (1). Il faut ensuite développer

------

(1) Une *bande de flanelle préparée* peut s'appliquer assez exactement à la région malade. Mais les personnes aisées pourront substituer avantageusement à l'emploi des bandes, celui

l'action de la substance médicamenteuse dont la *flanelle préparée* est imprégnée, au moyen d'un réactif liquide et de la *vaporisation.*

On imbibe d'abord une petite éponge dans une certaine quantité d'*eau réactive,* et l'on humecte, sans la tremper, la flanelle dans une étendue un peu plus considérable que la région où se manifestent les accidens, à plusieurs reprises et successivement. Moins la flanelle est mouillée, mieux la *vaporisation* s'opère régulièrement.

Pour la déterminer, on promène, plus ou moins lentement, et sans interruption, sur toute l'étendue de la flanelle humectée, une *boule de métal* fixée par une tige à un manche, et à laquelle on a communiqué un degré de chaleur à peu près égal à celui que les blanchisseuses donnent aux fers avec lesquels elles repassent le linge. Afin d'obtenir d'une manière exacte le degré de chaleur convenable, on fait chauffer outre mesure les boules métalliques, soit dans un feu de braise, soit à la flamme de l'esprit de vin mis en combustion, et on les plonge, au moment de s'en servir, dans une tasse d'eau jusqu'à ce qu'elles n'y occasionnent plus de frémissement.

de certains vêtemens en flanelle préparée dont l'usage est plus commode et plus favorable, parce qu'on ne met à découvert aucune partie du corps pendant l'application du remède. Nous indiquons plus loin la manière de préparer la flanelle.

Pour ne pas interrompre la vaporisation, il faut, pendant que l'on se sert d'une boule, en avoir une autre au feu, que l'on emploiera aussitôt que la première aura perdu le degré de chaleur nécessaire ; l'on agit d'une main avec l'éponge pour humecter la flanelle, et de l'autre, armée de la boule, on fait immédiatement pénétrer l'eau réactive ; la boule remplace l'éponge, *et vice versâ*. La grosseur des boules doit être d'autant plus considérable que la partie sur laquelle on opère sera plus étendue (1). Par le contact du fer très chaud, mais non brûlant, avec la flanelle, le liquide médicamenteux que son tissu renferme se dégage à l'état de vapeur qui est profondément dirigée à travers les pores de la peau. La sensation qu'éprouve le malade est généralement agréable, elle n'est trouvée incommode que par les sujets très impressionnables ; cependant elle n'est jamais insupportable, et l'on s'y habitue bien vite, surtout si la personne qui gouverne la boule a soin

(1) Quelques personnes supposent que des fers ordinaires pourraient être substitués sans inconvénient aux boules métalliques ; c'est une erreur : les fers plats et larges dessèchent trop promptement la flanelle humectée avec laquelle on les met en contact ; ils occasionnent une grande perte de la préparation médicamenteuse qu'ils attirent au dehors au lieu de la faire pénétrer dans les pores de la peau. Les boules métalliques, au contraire, ne produisent aucune évaporation, et s'appliquent avec un très grand avantage aux parties sur lesquelles on opère.

de ne pas la faire stationner et peser sur les parties malades. Du reste, cette petite opération ne présente aucune difficulté réelle et ne demande que du zèle et de la patience pour être bien faite. Néanmoins il est incontestable que, dans les cas graves et lorsqu'il s'agit d'opérer sur de très grandes régions du corps, l'habitude du manuel ne serve beaucoup à surmonter les difficultés. C'est ainsi que, par une suite d'applications faites par nous-même ou sous notre direction, nous sommes parvenu à vaincre des accidens qui avaient résisté à des manœuvres irrégulières ou peu méthodiques. Quoi qu'il en soit, dans la plupart des cas, on réussira très bien, et, comme dit le proverbe : *En forgeant on devient forgeron.*

Plus le mal est ancien et profond, plus il faut augmenter et prolonger la vaporisation, en humectant légèrement, à plusieurs reprises, la flanelle qui, en définitive, doit être retirée presque à son état primitif de siccité.

Aussitôt l'opération terminée, on essuie vivement la région qui y a été soumise avec la main garnie d'un *miton* en flanelle préparée ; puis, avec un autre miton recouvert d'une couche assez épaisse de *baume névro-pathique*, on frictionne moelleusement en opérant une sorte de *massage* ou *pétrissage,* jusqu'à ce que ce médicament ait été suffisamment absorbé. De temps en temps on approchera la main du feu pour faire chauffer le miton qui, après avoir servi un certain nombre de fois, perd de sa souplesse primitive. Enfin, il convient de soustraire la partie à l'impression de l'air pendant quelques heures. Les personnes qui portent habituellement sur la peau des tissus de flanelle, s'en revêtiront sur le champ. Il serait préférable de ne porter que des vêtemens en *flanelle préparée*, qui déterminerait une action plus avantageuse, subséquente à la vaporisation et aux frictions ; c'est pourquoi les personnes qui ont des effets de flanelle, feront bien de les faire soumettre à la préparation. Dans les affections anciennes et re-belles, l'observation de cette prescription est indis-pensable (1).

Après chaque vaporisation, il faut laisser sécher, sans la laver, la *flanelle préparée*, si l'on veut encore s'en servir utilement : néanmoins, après deux ou trois applications au plus, elle a ordinairement perdu sa propriété médicamenteuse ; il est néces-saire alors de préparer de nouveau les parties des vêtemens de flanelle ou des bandes sur lesquelles

(1) Rien n'est plus facile que d'imprégner toute espèce de flanelle ; il faut se procurer de la *Préparation liquide*, dans laquelle on trempe à froid ce tissu bien sec ; lorsqu'il est complètement imbibé, on le tord ; puis on le fait sécher ho-rizontalement, ou comme on dit, à plat, en l'étendant sur une claie ou sur une espèce de filet fixé entre deux chaises, devant un feu vif. Cette manière de faire sécher la flanelle est importante pour que la préparation ne se porte pas en plus grande quantité sur un point que sur l'autre.

on a déterminé la vaporisation. Il faut avoir grand soin de n'employer que de la flanelle en très bon état de préparation : c'est une condition de succès.

En général, on pratique la vaporisation, les frictions sèches et balsamiques, et le massage sur le lieu même où les accidens se manifestent.

La durée de chaque application doit être au moins d'une demi-heure pour une surface limitée comme celle du pied ou du genou ; d'à peu près trois quarts d'heure pour le ventre, la poitrine ou la tête ; il faut bien une heure pour toute la colonne vertébrale depuis la nuque jusqu'au bas des reins ; autant de temps pour la cuisse et la jambe, l'épaule et le bras, etc. — En prolongeant les applications on ne peut aucunement abuser du remède, au contraire on arrivera plus promptement au résultat désiré.

MÉDICATION AUXILIAIRE.

Les moyens qui doivent concourir à favoriser l'action du traitement spécial pourraient être considérés comme faisant partie du régime alimentaire, car aucun des médicamens que nous prescrivons n'est pris parmi les substances dont l'action énergique peut, dans quelque cas, n'être pas sans inconvéniens. Ainsi nous nous bornons à ordonner, selon les circonstances, l'usage habituel d'une bois-

son amère (décoction de tiges de douce-amère, in-
fusion de houblon) que l'on prend même aux repas,
avec du vin vieux de Bordeaux, si les organes di-
gestifs ne fournissent aucune contre-indication.
Nous donnons à doses progressives les sirops et
électuaires ou conserves toniques, au cachou, au
quinquina, ainsi que les préparations ferrugineuses.
Selon les circonstances, les teintures cordiales,
amères ou martiales sont employées. Enfin, sous ce
titre de *médication auxiliaire*, tout ce qui nous est
connu comme propre à modifier l'organisme d'une
manière favorable en agissant sur les tissus et sur
les humeurs en général, est successivement conseillé aux malades pendant le cours du traitement
spécial.

RÉGIME ALIMENTAIRE ET HYGIÉNIQUE.

Le régime alimentaire que les malades doivent
observer ne peut être indiqué d'une manière absolue; il faut le varier selon les circonstances, les
indications et surtout le goût et les habitudes; en
général il doit être confortant sans être excitant :
s'il convient toujours de proscrire les boissons al-
cooliques, le café à l'eau, les salaisons, les mets de
haut goût, les épices et les condimens stimulans ;
dans la plupart des cas, une alimentation substan-
tielle et l'usage du bon vin vieux, celui de Bordeaux,

pris dans des proportions modérées , ne peuvent être que favorables. C'est surtout par le mélange bien entendu des diverses substances alimentaires que l'on parvient à solliciter heureusement l'exercice des fonctions digestives. Rien n'est plus mauvais que d'astreindre les malades à un régime exclusivement végétal ou animal; au contraire , en composant les repas d'alimens végétaux et animaux, l'on met l'estomac dans les conditions les plus favorables à l'accomplissement de sa fonction, et les organes nutritifs trouvent dans la masse alimentaire tous les matériaux nécessaires à la réparation des pertes que l'économie a éprouvées (1).

Il faut considérer , comme faisant partie intégrante du régime , l'exercice méthodique et calculé qu'il faut recommander aux malades avec les précautions convenables, comme un remède auxiliaire très utile, mais dont il ne faut pas abuser. Si l'exercice est mal réglé , ou poussé jusqu'à la fatigue, il produit un effet contraire à celui que l'on en doit retirer.

(1) Dans les affections lymphatiques en général, on exclut rigoureusement du régime alimentaire , l'usage des végétaux herbacés, des fruits aqueux ou acides, et surtout du laitage. Cependant cette exclusion ne peut être absolue; il y a des circonstances dans lesquelles on reconnaît l'indication spéciale de ces sortes d'alimens, et où l'on obtient de leur prescription des avantages notables. Mais le médecin peut seul apprécier les cas où ils sont favorables et qui forment , pour ainsi dire, une exception à la règle.

Il n'est pas moins important de se soustraire aux variations brusques de la température, dont l'influence est très fâcheuse; mais il est très préjudiciable de se charger de vêtemens lourds et épais qui entretiennent le corps dans un état de moiteur et même de transpiration continuelle, dont le moindre inconvénient est d'énerver les forces et de plonger les malades dans une indolence et un découragement qui résultent de leurs précautions hygiéniques exagérées. Enfin il faut se prémunir contre le froid humide, et qui est très redoutable, surtout aux pieds. Il est utile de signaler l'importance que l'on doit mettre dans le choix de l'habitation, la nécessité d'une chambre à coucher vaste, bien aérée et exposée au midi.

En ayant soin d'entretenir la liberté du ventre, moins par l'usage des lavemens, qu'à l'aide de quelques laxatifs doux ou même d'un purgatif approprié aux habitudes et à la constitution du sujet, on aura rempli toutes les nécessités du régime, et l'on se trouvera dans les circonstances les plus favorables au succès de la médication spéciale.

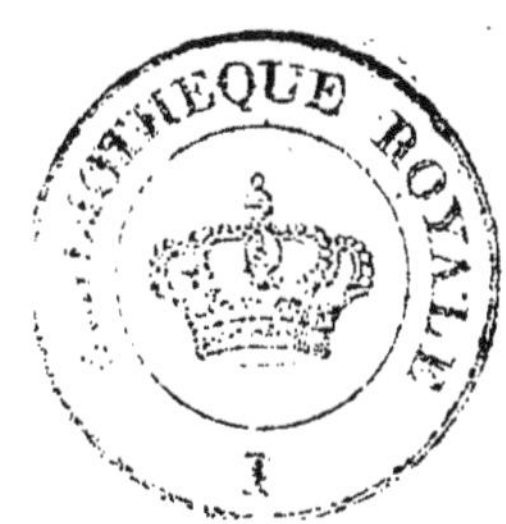

REMARQUES ET OBSERVATIONS.

La cure que je vais d'abord rapporter est tellement remarquable, elle caractérise si exactement la puissance de ma Méthode, elle est appuyée de documens dont l'autorité et l'authenticité sont tellement incontestables, que je dois donner à cette observation tous les développemens dont elle est susceptible, pour établir d'une manière rigoureuse l'état désespéré dans lequel se trouvait la jeune malade qui en est le sujet, et faire apprécier les effets, pour ainsi dire miraculeux, qui ont été déterminés en raison de la gravité de l'affection lymphatique, générale, des accidens qui la compliquaient et menaçaient à chaque instant l'existence.

Le dimanche 28 février 1836, on remet chez moi le petit billet suivant :

« Monsieur le docteur Comet est prié de venir, demain lundi, voir un enfant malade, rue Bellefond, n. 22, chez madame Ricard. Il est prié aussi de vouloir bien indiquer l'heure à laquelle il pourra faire sa visite, le résultat de sa consultation devant être expédié pour l'heure de la poste au père de l'enfant, le colonel commandant la place de Calais. »

Le lendemain , je me rendis auprès de la malade.
Je la trouvai dans la situation la plus déplorable,
couchée sur un très grand lit mécanique destiné à
faciliter l'administration des soins qu'il était nécessaire de lui donner , sans l'exposer à un mouvement
brusque qui aurait pu devenir pour elle le coup
de la mort, en déterminant la luxation des vertèbres
cervicales , déjà fortement déviées par la pesanteur
de la tête, fléchie sur la poitrine à tel point que le
menton reposait sur la clavicule du côté gauche.
La débilité était d'ailleurs si grande , que mademoiselle Ricard , pour satisfaire ses besoins excré-
teurs, n'aurait pu se placer sur un vase ; l'ouverture
pratiquée au milieu du lit mécanique obviait à cet
inconvénient.

Après ce rapide examen , je demandai quelques
détails sur la manière dont le mal s'était déclaré et
développé , et sur les soins dont la malade avait été
l'objet jusqu'alors. Mme Ricard me dit que sa fille
était à la maison royale de la Légion-d'Honneur de
Saint-Denis lorsque les premiers accidens se mani-
festèrent ; qu'elle fut aussitôt traitée par les médecins distingués attachés à cet établissement ; mais
les moyens qu'ils conseillèrent ne purent entraver
le développement des phénomènes morbides , qui
bientôt se montrèrent des plus alarmans. C'est alors
que madame Ricard s'étant rendue de Calais , où
elle habite ordinairement avec son mari, auprès de
sa fille, l'avait retirée de la maison d'éducation

pour lui donner elle-même les soins minutieux que son état exigeait. Aussitôt une consultation avait eu lieu entre trois médecins. Voici la teneur de cette consultation :

CONSULTATION DE MM. ANDRAL, LAUGIER ET CARRIER.

Mademoiselle Ricard, âgée de treize ans, d'une constitution lymphatique très prononcée, et chez laquelle, nous le craignons, une disposition scrofuleuse existe déjà, nous a paru affectée d'une *tumeur blanche des vertèbres cervicales.* Le côté gauche des deuxième et troisième vertèbres de cette région nous a semblé principalement atteint. Les parties molles qui les recouvrent sont gonflées, les ligamens qui les unissent offrent aussi de l'engorgement, et nous avons lieu de craindre, d'après l'inclinaison latérale du col et la flexion de la tête sur la poitrine, que le corps d'une vertèbre, et peut-être de deux, ne soit ramolli et affaissé (1). Probablement. c'est à la présence de tubercules dans l'épaisseur même de l'os qu'est due la destruction d'une partie de son tissu.

Nous n'avons d'ailleurs observé aucun abcès par congestion. Cependant le pronostic n'en est pas moins grave, et la jeune malade est en proie à la *maladie de Pott* ; l'état général exprime d'ailleurs la faiblesse, l'enfant est pâle, amaigrie, le pouls est petit et très fréquent. Il n'y a point néanmoins d'affection de poitrine ou du ventre bien caractérisée actuellement (6 février), quoiqu'on puisse redouter pour l'avenir le développement de tubercules dans l'une et l'autre de ces cavités.

(1) Bien que le ramollissement et l'affaissement du tissu osseux vertébral soit indiqué ici sous la forme du doute, il y avait certitude de l'existence de cet état maladif, que l'on voulait seulement déguiser aux parens qui n'en ignoraient pas le danger. (*Note du docteur Comet.*)

Les moyens utiles aujourd'hui sont :

1° L'application de deux cautères à la potasse sur les côtés de la tumeur blanche du cou;

2° Un régime aussi substantiel que les forces digestives pourront le supporter, et consistant surtout en viandes rôties;

3° Un repos absolu, car les mouvemens répétés pourraient hâter le développement de l'affection des vertèbres, et peut-être occasionneraient *une terminaison brusque et fatale;*

4° Il faut choisir une habitation exposée au midi ou au levant, dans un quartier bien aéré.

Paris, le 6 février 1836.

Signé ANDRAL, LAUGIER, CARRIER.

On voit, par la date de la consultation ci-dessus, qu'elle fut donnée vingt-trois jours avant qu'on m'ait appelé pour avoir mon avis. Les moyens qu'elle prescrit avaient été mis en usage sans succès ; c'est en désespoir de cause qu'on s'adressait à moi. Je refusai d'abord de faire connaître mon opinion avant d'être mis en rapport avec les médecins ordinaires; mais on me sollicita vivement de donner immédiatement mon avis, pour qu'il pût être adressé par le courrier du même jour au père de mademoiselle Ricard, commandant la place de Calais, qui exigeait qu'il lui fût transmis sans délai. Je crus devoir céder à la prière qui m'était faite; j'examinai scrupuleusement la malade, et je rédigeai une consultation dont voici un extrait:

Le docteur Comet partage entièrement l'opinion de ses confrères, MM. Andral, Laugier et Carrier, sur la nature, les causes et le siége de l'affection dont mademoiselle Ricard est atteinte. Cependant, tout en reconnaissant comme eux la gravité du mal, il ne le croit pas entièrement au dessus des ressources de l'art, et il insiste, au contraire, pour qu'on recherche, par une médication rationnelle, mais active et dirigée selon les indications, à modifier la diathèse scrofuleuse, ce qui ne lui semble pas possible d'obténir par les seuls efforts de la nature et le régime alimentaire.

Il faudra en même temps favoriser graduellement le redressement du cou, sans pour cela employer des moyens mécaniques d'une action très prononcée ; mais si on abandonne la tête à son propre poids, comme en ce moment, on laissera subsister un grand obstacle à la consolidation des parties osseuses, actuellement ramollies, comprimées et déviées d'une manière fâcheuse.

Le médecin ordinaire de la malade jugera de l'opportunité des moyens tant externes qu'internes qu'il conviendra d'employer ; mais il y a certitude que, sans le concours des uns et des autres, on se privera des chances de guérison qui certainement existent.

Ce n'est pas ici le cas d'énumérer les agens thérapeutiques que l'on devra mettre en usage ; ils devront être choisis parmi ceux dont l'expérience a constaté les bons effets au fur et à mesure des indications.

Il ne faudrait pas arguer de ce que la guérison peut encore être opérée, que le cas ne soit pas fort grave, au contraire ; cependant, n'y eût-il qu'une chance de succès contre dix, il ne faut rien négliger pour se la rendre favorable par un traitement actif ; il n'y en a pas une à attendre sur cent, en se confiant aux seules ressources de la nature ou d'une médication simplement hygiénique.

29 février 1836.

Le docteur COMET.

On peut remarquer que dans cette consultation je me prononçai avec une grande circonspection, remettant à l'appréciation du médecin ordinaire l'opportunité des moyens à employer, que je n'indiquais même pas, et dont je faisais seulement pressentir la nécessité. Cependant mon intervention inattendue parut offenser le médecin ordinaire de la malade, M......, qui refusa de continuer ses soins; aussi fus-je très étonné de recevoir, le 6 mars, le billet suivant :

« Madame Ricard prie M. le docteur Comet d'avoir la bonté de venir demain chez elle, pour y voir sa fille, pour laquelle il y vint en consultation ces jours derniers; il l'obligera infiniment. »

Sans savoir de quoi il s'agissait, je m'empressai de me rendre à l'invitation qui m'était faite. A mon arrivée, madame Ricard en pleurs me pria de donner des soins réguliers à sa fille, ne pouvant plus, disait-elle, compter sur un autre médecin que moi; telle d'ailleurs était la volonté de son mari, par suite d'une discussion qu'il avait eue avec le docteur..... Vu l'urgence, à mon grand déplaisir, je consentis à satisfaire le désir de M. et madame Ricard.

Ma conviction était, et l'événement a justifié mes prévisions, qu'il y avait nécessité de déterminer, dans la circulation capillaire générale intra et sous-cutanée, une activité nouvelle qui pût réagir sur tout l'organisme, et disposer les tissus à recevoir, par voie d'absorption, des agens médicamenteux jouissant de propriétés spéciales.

Les procédés mis en usage furent ceux qui constituent ma Méthode curative externe : ils consistèrent dans l'application immédiate, sur la peau des membres et du tronc, de flanelle préparée, pour servir à pratiquer la vaporisation suivie des frictions balsamiques.

On dirigea la médication autant que possible de chaque côté de la colonne vertébrale, depuis le bas des reins jusqu'au cou. J'explorai à plusieurs reprises cette région, qui était le siége des accidens les plus formidables.

L'un des deux cautères qui avaient été établis sur les parties latérales de la tumeur était entièrement fermé ; l'autre ne pouvait plus contenir le pois destiné à l'entretenir ; prêt à s'oblitérér, et ne déterminant qu'une démangeaison fort incommode, je l'ai abandonné à lui-même, en le faisant panser simplement. Mon intention était de conserver intacte la peau qui recouvrait la région malade. D'ailleurs je regarde comme une erreur de doctrine l'usage où l'on est d'ouvrir des exutoires dans les environs des tumeurs lymphatiques ; ces agens y entretiennent un centre de fluxion tout à fait contraire au but que l'on se propose.

Si des émonctoires me paraissent utiles, je les fais établir à une assez grande distance de la partie la plus déclive de la tumeur, afin qu'ils agissent comme dérivatifs, et que par événement ils ne puissent pas occasionner une communication directe avec l'intérieur des parties affectées, ce qui serait très préjudiciable au succès et souvent funeste au malade.

Je régularisai le traitement externe selon les circonstances ; celui interne fut subordonné aux indications ; pendant quelques jours il consista seulement dans l'administration de quelques cuillerées de sirop de kina préparé et d'un mélange de vin de gentiane et de rhubarbe. L'alimentation fut ordonnée en raison de la disposition générale de la malade et de l'état des voies digestives.

L'ensemble de ces moyens fut mis en usage avec une régularité et une persévérance que la tendresse d'une mère pouvait seule garantir. Enfin, malgré la persistance d'une toux assez opiniâtre et qui était doublement redoutable, à cause des lésions dont elle pouvait annoncer le développement dans la poitrine, et des secousses qu'elle imprimait à la région cervicale si profondément endommagée, une amélioration sensible se manifesta sous l'influence des moyens activement employés. Cependant la résignation de la malade paraissait à bout, et elle commençait à s'abandonner aux plus tristes pensées ; cette disposition d'esprit pouvait arrêter les bons effets de la médication.

J'avais entrepris le traitement le 6 mars ; dix jours s'étaient à peine écoulés que mademoiselle

Ricard pouvait se remuer facilement; bientôt elle
se leva pour laisser faire son lit; ses forces reve-
naient à vue d'œil, et elle se livrait à quelques tours
de promenades dans la chambre. Le lit mécanique,
inutile et embarrassant, fut démonté. L'appétit était
devenu excellent; les fonctions digestives et excré-
toires s'exerçaient sans difficulté. Alors je me crus
suffisamment autorisé à hasarder une promesse
propre à relever l'espérance de la malheureuse enfant, qui se désolait d'être depuis plusieurs mois
éloignée de son père, qu'elle craignait de ne plus
revoir : j'annonçai qu'on pouvait se préparer à par-
tir pour Calais. Cette nouvelle excita utilement le
moral de la malade et produisit l'effet que j'en at-
tendais, la docilité à mes exigences relatives à la
médication externe, dont on se lassait et dont par-
fois on repoussait le bienfait. Enfin, après vingt-
deux jours de traitement, je pus réaliser ma promesse : le 29 mars, mademoiselle Ricard partit en
poste pour Calais, placée dans un hamac qui avait
été convenablement disposé dans une voiture. La
veille j'avais invité M. le docteur Duval, habile médecin orthopédiste des hôpitaux, à examiner l'inclinaison de la tête, qui était encore assez considérable, malgré le soin que j'avais pris de la faire
relever constamment à l'aide de petits coussins pla-
cés sous le menton, et graduellement augmentés de
volume. Il prit la mesure d'une mécanique, qu'il
devait au besoin faire confectionner, pour obtenir

la plus grande rectitude possible de la tête et du
cou ; mais cet instrument n'a pas été jugé nécessaire, et voici les nouvelles que j'ai reçues du père
de la malade, le 25 avril, un mois après son départ
de Paris :

«Calais, le 25 avril 1836.

» A monsieur le docteur Comet.

» Je suis on ne peut plus reconnaissant, Monsieur, de l'en-
voi que vous avez eu la bonté de me faire, ainsi que du billet
que vous avez daigné y joindre, bien qu'il exprime un repro-
che de ce que vous n'avez pas encore reçu des nouvelles de
notre petite malade ; je n'y ai vu que le tendre intérêt que
vous voulez bien lui conserver.

» J'avais chargé un de mes amis de Paris de vous donner
des nouvelles de notre Élise ; je regrette infiniment qu'il ait
oublié mon invitation, qui m'a fait accuser de manque d'é-
gards. Je vais le suppléer et vous rendre compte succincte-
ment du changement opéré dans la santé de cette enfant.

» Depuis environ un mois qu'elle est à Calais, on a continué
le même traitement, les frictions et une bonne nourriture ;
sa tête se replace insensiblement tous les jours, et, compara-
tivement à ce qu'elle était lors de son arrivée ici, il y a un
mieux sensible. Son sommeil est parfait ; elle ne se réveille
presque jamais, et elle dort généralement dix heures sans la
moindre interruption ; ses forces sont aussi très bien reve-
nues, et nous faisons ensemble des visites, dans le milieu de
la journée, qui durent plusieurs heures, sans qu'elle rentre
fatiguée : au résumé, le bien est général, et tout nous porte
à croire que nous parviendrons à une guérison radicale.

» Aussi chantons-nous journellement vos louanges. Daignez,

monsieur le docteur, agréer la sincère expression de toute notre reconnaissance et nous conserver une part dans votre souvenir.

» A mon premier voyage à Paris, j'aurai l'honneur de vous voir pour vous exprimer de vive voix, mieux que je ne puis le faire par écrit, combien je me reconnais votre redevable.

» J'ai l'honneur, etc.

> » *Le colonel commandant la place de Calais.*
> » **RICARD.** »

J'ai été informé depuis par M. Gerbaut, secrétaire général de l'administration des Messageries royales à Paris, que la santé de mademoiselle Ricard était actuellement très satisfaisante, et que l'appareil destiné à redresser la tête ne serait pas nécessaire. Plus récemment encore, M. Meurdefroy, pharmacien à l'hôpital de Calais, m'a confirmé la persistance des heureux résultats obtenus.

Il devrait suffire, pour établir l'heureuse efficacité de la médication que je propose, dans les affections qui entravent le développement régulier de la colonne vertébrale, de présenter l'observation de la guérison de mademoiselle Ricard; cependant je rapporterai successivement quelques faits d'affections ayant pour cause principale une prédisposition lymphatique et une faiblesse concomitante du tissu musculaire; mais j'ai à regretter de n'avoir pas été autorisé à citer des guérisons d'une haute importance.

Quand même la vaporisation et les frictions qui constituent le traitement principal n'auraient point de propriétés thérapeutiques spéciales contre les altérations lymphatiques ou scrofuleuses, ce qui au contraire est très positif, l'action combinée de ces agens physiques serait encore éminemment utile. Des moyens analogues sont tous les jours employés par les praticiens, en vue d'activer la circulation capillaire et d'exalter la tonicité fibrillaire; il faut reconnaître que, sous ce rapport, rien ne peut être mis en parallèle avec la vaporisation et les frictions pratiquées de la manière qui a été indiquée. Mais la médication externe jouit encore d'une vertu éminente pour rendre aux fluides blancs les propriétés que la maladie leur a fait perdre. La promptitude des résultats obtenus dans les affections lymphatiques les plus graves, confirme cette assertion.

Les enfans dont la peau est lisse, fine et blanche, qui ont les yeux bleus, les cheveux blonds, ont ordinairement une croissance assez difficile, due à la prédominence du système lymphatique et nerveux. Chez la plupart de ceux que j'ai rencontrés dans ces dispositions peu favorables, j'ai toujours prescrit, avec le plus grand avantage, l'emploi de la vaporisation et des frictions balsamiques. Sur quatre enfans de la même famille j'ai fait disparaître naguère, dans l'espace de quelques semaines, un cortége d'accidens scrofuleux qui affligeaient vivement leurs parens.

— Le fils de M. le prince de Schonburg, âgé de

onze à douze ans, avait été, pendant quelque temps,
confié aux soins d'un médecin orthopédiste, pour
remédier à une faiblesse réelle de la colonne épinière, au bas de laquelle on remarquait une légère
gibbosité et une déviation dont on avait beaucoup
exagéré la gravité, puisqu'on avait prophétisé la for-
mation d'un dépôt par congestion dans l'aine. Néanmoins, comme le médecin orthopédiste se bornait à
livrer le malade à des exercices gymnastiques qui
parurent, avec raison, peu en rapport avec le but
que l'on se proposait, on retira le jeune prince de
ses mains, et on s'adressa à un autre médecin orthopédiste, qui se borna à prescrire l'emploi d'une
ceinture propre à maintenir le torse. A cette époque
je fus consulté par le prince de Schonburg; j'examinai avec soin les accidens qui existaient dans la
région vertébrale, et je m'empressai de rassurer sa
tendresse paternelle contre les craintes qu'elle ex-
primait sur la nature du mal. Je me bornai à con-
seiller l'emploi de ma Méthode curative externe, et
je pratiquai moi-même la vaporisation et quelques
frictions qui furent immédiatement suivies d'un accroissement notable des forces, dont le jeune prince
manifesta le sentiment dès les premières applications. J'engageai à continuer régulièrement chaque
jour les mêmes moyens et à persévérer dans leur
emploi ; ce qui a eu lieu. J'ai revu plusieurs fois le
jeune prince, et j'ai eu la satisfaction de reconnaître
l'exactitude de mon diagnostic. Il ne s'est manifesté

aucun des accidens fâcheux qui avaient été annoncés, et j'ai la certitude que le développement des organes se fera sans encombre sous l'influence de la thérapeutique dont j'ai conseillé l'usage habituel comme précaution hygiénique.

SCROFULES. — TUBERCULES VISCÉRAUX. — ENGORGEMENS GLANDULEUX. — CARREAU CHEZ LES ENFANS.

Parmi les affections qui résultent d'une altération des fluides lymphatiques, et contre lesquelles l'emploi prolongé de la Méthode curative externe serait d'une grande efficacité, il faut mentionner les tumeurs blanches, les dégénérescences tuberculeuses ou scrofuleuses, et les engorgemens des glandes du sein, du cou, des aisselles, de l'aine et du mésentère (carreau chez les enfans); cependant, comme dans ces maladies il faut indispensablement un traitement interne, pour modifier la diathèse générale, je ne voudrais pas attribuer à la médication externe d'autre mérite que celui d'être un auxiliaire très puissant. L'observation établira sans doute bientôt qu'elle peut jouer le principal rôle dans la thérapeutique de ces graves affections ; mais, pour le moment, l'expérience n'autorise pas suffisamment à la préférer exclusivement aux médications internes. Quoi qu'il en soit, je vais citer des faits très remarquables et fort bien décrits, extraits de la correspondance d'une tendre mère, sœur d'un habile médecin de la province, et à laquelle les connaissances physiologiques et même pathologiques ne sont pas étrangères, comme on pourra le voir. Bien que cette observation ne soit pas l'expression d'un succès probant, comme le résultat obtenu sur mademoiselle Ricard (*voy. p.* 18 *et suiv.*), elle peut néanmoins beaucoup servir à faire apprécier l'influence qu'a eue, dans une affection scrofuleuse des plus graves, la médication externe, et l'avantage qu'on devrait en retirer dans le traitement des maladies de même nature, mais moins profondes, et surtout moins avancées vers une terminaison devenue en quelque sorte nécessairement funeste.

« Noyant, près Moulins (Allier), le 29 mai 1836.

» A monsieur le docteur Comet.

» Je regretterai toujours de n'avoir retiré de l'avantage que j'ai eu d'entendre souvent et beaucoup parler médecine, que ceux bien tristes de connaître une nombreuse partie des maux qui affligent notre pauvre espèce, et d'en déduire matière à m'alarmer au moindre symptôme que je crois remarquer, des uns ou des autres, chez les êtres que je chéris, sans pouvoir puiser dans mes trop imparfaites et funestes connaissances, le remède curatif, ou seulement le moyen de diminuer des maux que j'endure mille fois en les leur voyant souffrir.

» Telle est depuis long-temps la position où me réduit l'état continuellement maladif de ma seconde fille, âgée de 14 ans.

» Cette enfant, que j'ai allaitée pendant deux ans, était née faible et grêle ; mais, grâce à des soins de mère, elle était bien portante, *lorsqu'il y a environ huit ans* elle fut prise à l'automne d'une fièvre qui ne fut pas d'abord bien réglée, mais devint tierce et résista à l'usage de la quinine. Il y eut bien à différentes reprises quelques alternatives de mieux ; mais au bout de quelque temps la fièvre reparaissait et fut suivie d'obstructions et de l'engorgement des glandes du mésentère et des vaisseaux lymphatiques.

» Divers traitemens ont été successivement employés, mais n'ont produit aucuns bons résultats. En ce moment ma fille est en proie à une fièvre lente ; la plupart des glandes dont elle avait le cou bordé , ainsi que d'un collier, ont abcédé ; d'autres sont toujours roulantes, mais auront probablement le même sort. Ce qui m'inquiète plus encore, c'est l'enflure de la jambe et de la cuisse gauches , la bouffissure excessive du visage, et l'amaigrissement des parties qui ne sont pas infiltrées d'eau.

» C'est sur cet état de choses que je désirerais appeler l'attention d'un médecin qui , plus que ceux de notre province, s'occupe de la maladie que je viens d'essayer de décrire. »

Cette note fut suivie de renseignemens détaillés d'après le modèle des feuilles d'interrogations que j'emploie dans mes consultations ; ils me firent prévoir une terminaison fatale ; cependant je proposai d'essayer encore une médication active, particulièrement par l'emploi des moyens qui constituent ma Méthode curative externe. Les indications à remplir étaient à peu près les mêmes que celles qui firent la base du traitement de mademoiselle Ricard , si heureusement rendue à la vie (*voy. plus haut*) ; mais l'altération constitutionnelle était plus ancienne , plus profonde, et les ravages qu'elle avait portés dans toutes les parties de l'économie étaient au dessus des ressources de l'art.

Cependant trois semaines ne s'étaient pas encore écoulées depuis que le traitement que j'avais prescrit était commencé, que je reçus la lettre suivante :

« Noyant, le 28 juin 1836.

» Monsieur le docteur.

» Le premier jour les frictions, quoique faites pendant trois quarts d'heure sur la colonne vertébrale et trois quarts d'heure sur le ventre, n'ont pas pu colorer la peau tant elle était inerte ! mais elles ont procuré à la malade une chaleur douce et inaccoutumée, et même un sommeil réparateur de deux heures après l'opération. Ce sommeil a été accompagné d'une abondante transpiration ; cependant ma fille, apparemment fatiguée par les frictions, a été plus faible et plus souffrante que de coutume le reste de la journée et notamment vers le soir, moment où la fièvre, dont elle est débarrassée maintenant les trois quarts du jour, reprend un peu. Néanmoins, malgré l'insuccès du premier essai, nous ne nous sommes découragées ni l'une ni l'autre, et tous les matins nous avons effectué les frictions aussi ponctuellement que la première fois. Aujourd'hui j'en ai prolongé la durée d'une demi-heure de plus, c'est à dire que j'y ai employé deux heures, et je me suis en outre décidée, malgré la fatigue qui pouvait en résulter pour ma fille, à frictionner aussi la cuisse et la jambe gauches toujours très enflées. Je continuerai ainsi, Monsieur, jusqu'à nouvel ordre de votre part. Je n'ai point interrompu le traitement interne, il est rigoureusement borné à la boisson de bouillon gras dégraissé, sans sel ni légumes, édulcoré avec le sirop de quinquina , et aux vins de quinquina, de rhubarbe et gentiane mélangés, administrés par cuillerée de trois en trois heures. .

» J'ai dû, pour suivre une marche aussi méthodique et rationnelle que je le puis, vous exposer d'abord, monsieur le docteur, la manière dont j'exécute vos prescriptions ; cela me conduit naturellement à vous entretenir du changement que tout le monde s'accorde ici à reconnaître en ma petite malade et que mieux que personne je puis apprécier , moi, qui en juge *dans le secret de l'application des remèdes.*

» C'est ainsi que je puis vous dire que la colonne vertébrale est maintenant dégagée jusqu'à la région des lombes, qui demeure infiltrée ; l'enflure la couvrait presque entièrement. La peau a repris de la sensibilité, ce que je connais à la sensation que cause à la malade la chaleur des boules, qui ne sont pourtant chauffées que conformément à l'ordonnance, et pas davantage que le premier jour où elle en trouvait la chaleur douce et bienfaisante. Je remarque aussi que la peau qui, sur les reins, était d'un blanc mat, commence à prendre une légère teinte marbrée, comme celle de la chair des petits enfans ; quelques très petits boutons se montrent entre les épaules et jusqu'à la nuque, mais ils ne me semblent pas assez irrités ni en assez grand nombre pour faire redouter l'érosion.

» Un changement non moins sensible se laisse apercevoir à l'aspect de l'abdomen, devenu très mou dans toutes ses parties ; les hypocondres sont moins engorgés, l'état œdémateux des grandes lèvres a presque cédé ; la cuisse et la jambe gauches ainsi que les pieds restent très enflés.

» Ainsi que je vous l'ai dit, la fièvre prend maintenant ma petite malade seulement le soir ; mais un mal qui persiste davantage, c'est la douleur de tête qui est toujours aussi intense, quoique la figure et les yeux soient bien moins bouffis, ce qui me semblerait indiquer que les vaporisations produisent de l'effet sur toute l'économie.

» Je désirerais, monsieur le docteur, que vous trouvassiez dans ce compte rendu de l'état de ma fille autant de clarté, de précision que je me plais à en reconnaître dans votre correspondance. Je désirerais surtout que l'obligation où je me trouve d'employer dans mes lettres des expressions techniques, ne me donnât pas à vos yeux le ridicule de la pédanterie, si éloigné de mon caractère, mais que ma tendresse pour ma fille me fait encourir et braver.

» Agréez, monsieur le docteur, etc.

» Femme PÉLISSON, née LECOINTRE. »

« Noyant, le 7 juillet 1836.

» Monsieur le docteur,

» Les détails que j'ai à vous donner sur notre petite malade ne sont pas aussi satisfaisans aujourd'hui que ceux que vous portait ma dernière lettre du 28 juin. Privée pendant deux jours d'eau réactive, j'ai eu le chagrin de cesser les vaporisations durant ce temps, et l'enflure alors a recommencé à envahir tout ce qu'elle avait occupé de la colonne vertébrale. Le ventre seul n'a point subi cette fâcheuse influence de la privation des frictions ; mais le retour de l'enflure sur la partie qui en avait été délivrée comme par miracle m'a sensiblement affectée, et j'ai eu peine à le cacher à ma pauvre Stéphanie. Au reste, la fièvre n'a point augmenté, on dirait même qu'il n'y en a plus guère que d'un jour l'autre. Le mal de tête diminuait déjà le jour où j'ai reçu votre lettre, et sans doute, maintenant qu'il a presque disparu, n'existerait-il plus du tout sans l'extrême engorgement des glandes du cou, dont une, notamment très grosse, offre un point rouge mais encore sans fluctuation, quoiqu'elle procure beaucoup d'élancemens à la patiente. Le dessous du menton est engorgé ; aussi les

joues sont-elles redevenues bouffies, et les paupières supérieures sont tellement infiltrées, que chacune représente une
gousse de baguenaudier ; je ne puis mieux les comparer.

» Malgré tant de souffrances endurées avec autant de courage que de douceur, l'état moral de la bien aimée s'améliore visiblement : à l'apathie qui avait fait d'une enfant
sémillante et gaie une véritable chrysalide, a succédé un
léger retour à la gaîté, un désir de lire et de s'occuper qu'elle
n'avait pas encore témoigné depuis plusieurs mois. Aujour-
d'hui même, malgré l'enflure des reins, de la jambe et de la
cuisse gauches, elle marche avec plaisir, et il faut que je le
lui défende pour l'empêcher de se promener.

» Vendredi, 8 juillet.

» Interrompue en cet endroit, je ne puis qu'aujourd'hui,
Monsieur, me remettre à ma lettre commencée. Je ne suis
pas fâchée d'ailleurs que son départ ait été retardé ; car hier
j'étais bien tristement impressionnée, et ce matin l'inspection
des parties infiltrées me remet au cœur un peu plus de tran-
quillité. En effet, il y a une diminution sensible, tout le corps
est très bien, eu égard à ce qu'il était hier. Il n'y a que la
figure qui ait conservé son enflure, si disgracieuse surtout en
cette partie. (Ne serait-il donc pas possible d'employer les
frictions pour la rendre à son état normal ?) Les paupières
supérieures sont toujours œdémateuses au dernier point. La
glande située au côté gauche du cou, immédiatement au
dessous du lobule de l'oreille, a encore augmenté de grosseur. Le foyer d'irritation s'agrandit, il présente aujourd'hui
l'étendue d'une pièce d'un franc. Les élancemens sont plus
fréquens et plus poignans, et une surdité de l'oreille gauche
est venue apporter une nouvelle incommodité à ma pauvre
infirme.

» J'avais dans ma précédente oublié de vous parler du régime alimentaire de ma fille ; je vais réparer cette omission.

»L'appétit revient véritablement, et l'augmentation de nourriture n'a produit aucun fâcheux résultat, ce qui témoignerait de l'accroissement des forces digestives. La petite malade préfère à tous autres alimens la soupe grasse, le poulet, le pigeon, le veau. C'est là à peu près, avec quelques biscuits, son unique nourriture. Du reste, les digestions se font bien, et les selles, quoique ramollies, sont quotidiennes. Le sommeil est bon.

»Pardon, mille pardons, Monsieur, de vous entretenir de ces choses, mais peut-être ces indications ne sont-elles pas inutiles.

»Agréez, etc.

»Femme PÉLISSON, née LECOINTRE. »

Le 27 juillet, je reçois une lettre dans laquelle madame Pélisson fait preuve d'un rare esprit d'observation; les faits qu'elle relate donnent de précieux renseignemens sur les effets puissans de la Méthode curative externe; toutefois le désir seul autorise à espérer un succès. Il est trop tard : l'économie est profondément vulnérée; la réaction vitale est impossible dans les viscères intimement désorganisés. Voyons cependant les résultats extraordinaires que l'art de guérir, luttant avec énergie contre des causes multipliées de destruction, fait surgir encore chez un être si débile : la mort semble ne pas oser frapper à fond sa victime en présence du médecin, qui sans cesse repousse ses coups et favorise jusqu'au dernier moment le développement des phénomènes vitaux.

« Noyant, 27 juillet.

» Depuis ma dernière lettre, nous avons eu, Monsieur, bien des alternatives de mal et de mieux ; grâce aux vaporisations d'eau réactive et de baume, faites, on peut le dire, de la tête aux pieds et très longuement (cinq heures), j'ai obtenu le dégonflement presque entier des yeux, des joues ; le cou et la grosse glande ont aussi beaucoup diminué ; cette dernière surtout de manière à me faire espérer sa résolution. Les reins sont presque dans leur état naturel, l'enflure n'occupe pas plus de deux vertèbres des lombes. Le ventre est moins bien, il m'a semblé hier et aujourd'hui un peu tendu. Les cuisses sont beaucoup moins enflées ; les genoux sont très bien ainsi que les jambes ; le dessus des pieds reste seul fort œdémateux, principalement le soir. Plus du tout de mal de gorge, presque pas de mal de tête, toujours un peu de surdité. Du reste, même force morale, toujours l'esprit vif, l'humeur douce et égale, et le courage soutenu par l'espérance.

» Je vais encore vous soumettre, Monsieur, quelques observations. Je n'ose presque pas vous dire, dans la crainte que vous ne me croyiez pas, que depuis les vaporisations balsamiques, j'évalue que notre malade a grandi d'un demi-pouce. J'ai remarqué aussi que ses sourcils, qui n'étaient naturellement qu'à peine tracés, se fournissent ; enfin dans ce moment elle souffre par suite de la venue des deux dernières dents molaires qui percent... Il se fait donc un travail !

» Stéphanie a conçu l'espoir d'aller à Paris. Je lui ai promis de l'y conduire très certainement, si sa position s'améliore, dans la dernière quinzaine d'août. »

Dans une lettre, en date du château de Noyant, le 11 août, madame Pélisson me marque que, cédant au vif désir qu'éprouve sa fille de faire un voyage qu'elle regarde comme un pèlerinage à Epidaure, elle s'occupait sérieusement des préparatifs... Décevante espérance! inutiles efforts de la nature, de l'amour maternel et de l'art! vains projets! l'intéressante Stéphanie va bientôt succomber.

PUBISALGIE. — SACRO-COXALGIE. — COXALGIE, etc.

Les douleurs vives qui se manifestent spontanément, sans causes vulnérantes extérieures, telles que chute, coups, efforts dans les articulations des os du bassin et des membres, sont en général produites par un trouble de la circulation lymphatique; c'est pour cela que ces affections sont toujours fort rebelles au traitement qu'on leur oppose. Les altérations articulaires des os du bassin sont aussi plus fréquentes chez les enfans d'une constitution délicate et chez les femmes parmi lesquelles prédomine le tempérament lymphatique, que chez les hommes; cependant ces derniers ne sont pas à l'abri de ces lésions.

C'est surtout pendant la grossesse et à la suite des couches que les femmes sont plus particulièrement atteintes de ces douleurs que j'ai désignées, au titre de ce chapitre, sous la dénomination de *sacrocoxalgie*, de *pubisalgie*. Au moment de la gestation, les articulations des os du bassin entre eux sont abreuvées de fluides blancs, destinés à amollir les ₒᵃmens inter - articulaires , symphistiques ou d'union extérieure, afin que la mobilité et l'écartement des os soient favorisés pendant l'accouchement; cette surabondance des fluides blancs a été reconnue par tous les observateurs , et considérée comme une action prévoyante de la nature , qui néanmoins laissait souvent après sa manifestation les germes d'accidens fort graves. On ne peut donc nier le rôle que joue la circulation lymphatique dans les affections articulaires en général , et c'est à dessein d'en bien signaler l'influence que j'ai insisté ici en rappelant des faits naturels admis par tous les anatomistes et les praticiens , et dont l'identité avec les causes apparentes des lésions articulaires dites rhumatismales est frappante.

Cependant, comme aucun médecin ne s'est avisé jusqu'à présent de traiter le relâchement lymphatique articulaire comme résultant d'une inflammation, je m'étonne qu'on ait pu si long-temps, et moi comme les autres, pendant plus de quinze ans, traiter par les émissions sanguines et les antiphlogistiques des affections qu'à la même époque, et sur d'autres sujets, on combattait par les toniques généraux et locaux , et surtout par les excitans spéciaux de la circulation capillaire.

Madame N. , (1) habitant le département de la

(1) Dans certaines circonstances, je me trouve dans la nécessité de m'abstenir de citer les noms propres.

Dordogne, âgée de vingt-six ans, d'une constitution lymphatique sans être délicate, n'avait jamais été exposée à des causes qui engendrent les affections rhumatismales et n'en avait jamais été atteinte, lorsqu'il y a six ans elle ressentit, dès les premiers mois de sa première grossesse, et surtout le matin en se levant, une extrême difficulté à mouvoir les cuisses sur le bassin, et réciproquement le bassin sur les cuisses. Elle éprouvait une grande gêne pour se mettre sur son séant, et lorsqu'elle était debout, elle ne pouvait que fort péniblement se livrer à la marche; il lui semblait, disait-elle, que ses os étaient disloqués. Cependant les forces générales étaient bonnes; il n'existait pas, à proprement parler, de douleurs. Cet état dura jusqu'à l'accouchement, qui eut lieu très facilement, et dont les suites n'offrirent rien de remarquable. Les accidens qui s'étaient montrés pendant la grossesse, persistèrent pendant une couple de mois, et ne disparurent que graduellement; cependant madame N. recouvra toute la liberté des mouvemens. Les phénomènes qui s'étaient manifestés résultaient très certainement du ramollissement et de la dilatation des ligamens articulaires des os du bassin, par une surabondance de fluides blancs appelés dans ces parties, mais on ne pouvait considérer ces phénomènes comme morbides, et on ne les traita pas comme tels.

Trois ans plus tard, madame N. redevint enceinte, et les accidens qu'elle avait éprouvés dans sa première grossesse reparurent; elle s'en inquiéta peu et attendait de sa délivrance le terme de ses incommodités. Les couches furent satisfaisantes sous tous les rapports, et l'on croyait qu'après un ou deux mois de convalescence tout rentrerait dans l'ordre comme la première fois; mais cette espérance fut déçue, et non seulement il y avait difficulté dans les mouvemens, mais la station verticale et la progression étaient devenues extrêmement douloureuses; la malade devait rester continuellement étendue dans son lit ou sur une chaise longue. On ne pouvait compter sur les seuls efforts de la nature pour rétablir les choses dans leur état normal, car on voyait successivement la prédominance lymphatique s'étendre d'abord à toutes les grandes articulations des membres inférieurs, aux genoux, puis aux pieds, enfin aux jointures des orteils : heureusement les membres supérieurs ne furent pas envahis. Les médecins consultés, déclarèrent unanimement que l'affection était rhumatismale, et la traitèrent par les applications de sangsues, le régime, les émolliens et les opiacés. Les accidens apparens restèrent stationnaires; mais la douleur s'exaspéra et se manifesta même pendant le repos le plus complet. Madame N. resta dans cette affligeante position pendant plus de deux ans, ne trouvant qu'un soulagement bien faible ou passager dans les nombreux remèdes qu'on mit successivement en usage; enfin on lui parla de ma Méthode curative, et elle me fit consulter. Je ne balançai pas à signaler les désordres articulaires comme éminemment lymphatiques et à les traiter comme tels. Au bout de huit jours, il n'existait plus de douleurs ; après trois semaines , les engorgemens articulaires avaient disparu aux orteils, aux pieds et aux genoux. La malade pouvait se promener dans sa chambre, soutenue par le bras ; il n'y avait plus à combattre la turgescence lymphatique que dans les articulations profondes du bassin , ce qui demanda encore quelque temps ; mais enfin , en moins de quatre mois, madame N. a recouvré une santé parfaite et se livre librement, tous les jours, non seulement à des occupations de ménage, mais à des exercices particuliers , dont je lui ai recommandé l'emploi, pour faire reprendre aux articulations toute leur souplesse et leur mobilité naturelles.

———

Il y a deux ans, j'ai donné des soins, avec le plus grand succès, à l'épouse de M. Henri Dallot, négociant à Paris. Cette dame, d'une constitution délicate et âgée de 26 ans seulement , se trouvait dans des circonstances analogues à celles qui caractérisèrent l'affection dont avait été atteinte madame N..., de Périgueux. (Voir l'observation qui précède.) Lorsque je fus consulté sur l'état de madame Dallot, elle avait déjà suivi, sans résultat, les avis de MM. Marjolin, Sanson , Hervez-de-Chégoin , ainsi que de plusieurs autres praticiens habiles. Elle s'é-

tait même soumise, en désespoir de cause, au traitement incendiaire d'un empirique qui avait tout
promis et ne put rien tenir. Je ne devais donc pas
garantir une guérison qu'il paraissait bien difficile
d'obtenir ; mais, confiant dans l'expérience que j'ai
acquise de la puissante efficacité de ma Méthode
curative externe, j'en conseillai l'emploi régulier
pendant un mois. Dès le dixième jour, des applications que je pratiquais tous les matins pendant une
heure et demie le long de la colonne vertébrale, sur
les hanches et les diverses articulations des os du
bassin, il y eut une amélioration remarquable, et,
au bout de vingt-cinq jours, madame Dallot se livrait
à la promenade, soit à pied, soit en voiture, et pouvait vaquer aux soins de sa maison, ce qui depuis
plusieurs mois ne lui avait pas été possible, obligée
qu'elle était de rester constamment au lit, ou au
moins étendue sur un canapé.

———

Je pourrais augmenter cet opuscule de la relation
d'un grand nombre de faits qui démontreraient la
confiance que l'on doit accorder à la médication que
je préconise dans diverses affections résultant d'une
altération de la circulation lymphatique ; mais ces
faits sortiraient de la spécialité du sujet que j'ai
voulu seulement aborder dans cette brochure.

FIN.

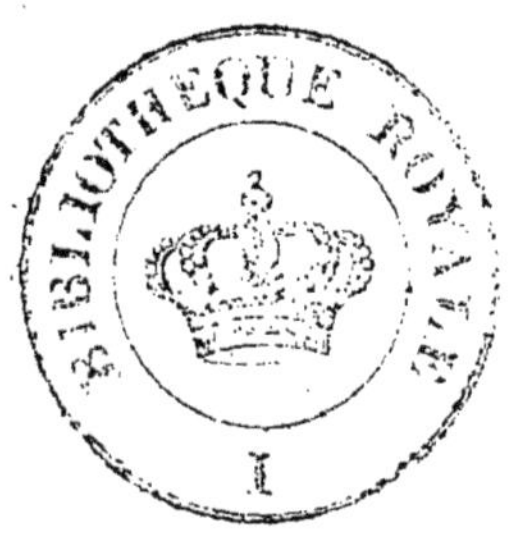

www.ingramcontent.com/pod-product-compliance
Ingram Content Group UK Ltd.
Pitfield, Milton Keynes, MK11 3LW, UK
UKHW031750170726
13836UKWH00002B/967